AF494452

ÉTUDE
SUR LA RAGE

OU HYDROPHOBIE RABIQUE,

PAR LE DOCTEUR BERGERET, D'ARBOIS.

Extrait du Bulletin de la Société de Médecine de Besançon.

BESANÇON,
IMPRIMERIE ET LITHOGRAPHIE DE J. JACQUIN,
Grande-Rue, 14, à la Vieille-Intendance.

1873.

ÉTUDE SUR LA RAGE

OU HYDROPHOBIE RABIQUE.

Il est peu de maladies dont l'histoire soit entourée d'autant de confusion que l'est celle de la rage. Si l'on prenait au sérieux les récits qui circulent si souvent dans le public au sujet de chiens enragés, de personnes mordues par eux et qui seraient hydrophobes ou resteraient sous l'imminence de voir éclater en elles tôt ou tard cette affreuse maladie, on croirait que les cas de rage se montrent fréquemment. Il n'en est rien pourtant : j'ai vu de vieux médecins qui, durant une pratique très étendue, de 30 à 40 années, n'avaient pas observé un seul cas d'hydrophobie parfaitement caractérisé et dont la nature fût bien démontrée.

Il faut en conclure que la véritable rage se montre très rarement.

D'où viennent donc ces histoires lugubres qui si fréquemment vont jeter l'épouvante au milieu des populations ?

Il faut les attribuer principalement à deux circonstances : 1° la science est rarement appelée à constater la nature de ces faits avec la rigueur qu'elle applique aux questions qui lui sont soumises ; 2° l'administration ne recueille sur ces faits, en général, que des renseignements incomplets, souvent faussés et dénaturés.

Une circulaire ministérielle du 17 juin 1850 prescrit aux préfets de recueillir des renseignements sur les cas de rage qui se présentent dans leur département, en se faisant adresser des bulletins par les médecins qui ont soigné les malades. Sait-on par qui ces bulletins sont envoyés quelquefois en préfecture ? Par les maires ou par les sous-préfets. Quelle confiance peuvent-ils inspirer au point de vue scientifique ? Préoccupés, comme le vulgaire, de ces histoires de chiens enragés qui volent de bouche en bouche au milieu des populations, un maire ignorant, un sous-préfet étranger aux connaissances médicales, se trouvant en présence d'une personne devenue gravement malade quelque temps après avoir été mordue par un chien hydrophobe ou simplement soupçonné d'hydrophobie, verront, dans tous les accidents causés par la maladie, des symptômes de rage, et feront de ces accidents une description calquée plutôt sur les rêves de leur imagination égarée que sur le tableau exact et rigoureux des faits.

Est-ce avec de pareils documents, réunis dans les archives des préfectures, que l'on peut se faire une idée précise des allures qu'affecte la rage dans son apparition et ses évolutions successives ?

Il arrive aussi, d'autre part, que des récits émouvants de rage viennent très souvent défrayer la rédaction des journaux ordinaires. Ces récits vont jeter l'effroi dans l'esprit des lecteurs qui ont été mordus, dans des circonstances quelconques, par des chiens errants, et qui se figurent que, ces chiens pouvant être enragés, le virus rabique circule dans leurs veines et peut éclater en eux tôt ou tard.

J'ai vu des malheureux qui en perdaient la tête et que la peur avait rendus gravement malades.

Comment en serait-il autrement ? On le comprendra par l'exemple que je vais citer. Le 4 avril 1866, on lisait dans la *Sentinelle du Jura*, le journal de la préfecture, le plus ancien et le plus accrédité des journaux du département, on y lisait que M. Thiboudet, vétérinaire à Salins, en ouvrant le cadavre d'un chien qu'on avait tué parce qu'il avait mordu plusieurs animaux, avait reconnu sur ce cadavre les lésions caractéristiques de la rage. Durant les mois qui suivirent l'apparition de cet article du journal, plusieurs personnes, venues de divers points de la contrée, sont arrivées dans mon cabinet pour me raconter qu'elles avaient été mordues récemment par des chiens, et qu'elles étaient tourmentées de la crainte que ces animaux ne fussent du nombre de ceux qu'avait mordus le chien sur lequel M. Thiboudet avait reconnu les *lésions caractéristiques* de la rage. Ces malheureux étaient consternés, leur imagination surexcitée était en proie à d'affreuses tortures.

On va voir ce qu'il faut penser de ces lésions caractéristiques dont le gazetier annonçait que le vétérinaire avait fait la découverte.

Ayant entendu dire à des vétérinaires instruits que la rage ne produisait pas, chez les chiens, des altérations matérielles que l'ont pût envisager comme *constantes et caractéristiques*, j'écrivis à un de mes confrères de Salins, le docteur Toubin, pour le prier de demander à M. Thiboudet quelles étaient ces lésions qui, d'aprés l'annonce insérée dans le journal le plus grave du département, avaient été reconnues dans le cadavre du chien. Voici la réponse de mon confrère : « Les résultats de l'au-
» topsie du chien faite par M. Thiboudet sont *complète-*
» *ment négatifs ;* un rédacteur quelconque, *appartenant*
» *à la gendarmerie* ou *à toute autre classe aussi scienti-*
» *fique*, est seul capable de l'assertion tranchante insérée
» dans le journal. Mais le vétérinaire a affirmé plus caté-
» goriquement la rage qu'il ne le pensait lui-même, de
» peur qu'en présence d'un doute émis par lui, l'auto-
» rité et les propriétaires des chiens mordus s'en
» tinssent à des demi-mesures qui, *le cas de rage*
» *échéant*, auraient pu amener une série d'accidents. »

Qu'on fasse bien attention à ces dernières phrases ; elles démontrent que ce mot terrible de rage est mis en avant fréquemment sans fondement sérieux ; que, le plus souvent, les chiens qui se ruent ainsi sur d'autres animaux et sur l'homme, pour les mordre, sont tout simplement des chiens *furieux*.

Pourquoi le chien, qui vit en société avec l'homme, qui est sujet aux maladies nerveuses dont l'homme est atteint, à l'épilepsie par exemple, pourquoi le chien ne pourrait-il pas, dans des circonstances particulières, comme à la suite de mauvais traitements, au milieu de la surexcitation provoquée par le rut, être en proie à des accès de fureur et même à une sorte de *manie furieuse* qui le porterait à mordre tout ce qui l'entoure et surtout les êtres animés ?

Cette maladie nerveuse ne pourrait-elle pas être facilement confondue avec l'hydrophobie? Sous l'impression de ces idées, j'ai écrit, le 12 avril 1866, à M. le préfet du Jura pour le prier de vouloir bien me communiquer les documents adressés en préfecture durant les vingt dernières années, au sujet des cas d'hydrophobie qui se seraient montrés dans le département du Jura.

En parcourant ces documents, j'y ai trouvé la confirmation d'une idée qui, depuis longtemps, s'est éveillée dans mon esprit ; je suis convaincu que plusieurs des observations que l'on rapporte comme des cas d'hydrophobie ne sont en réalité que des formes particulières du tétanos et, principalement, de cette variété d'inflammation des centres nerveux à laquelle on a donné le nom de méningite cérébro-spinale.

Tout concourt à jeter beaucoup d'obscurité sur l'histoire de la rage : la rareté de la maladie, les récits étranges qu'enfantent les imaginations troublées et dont les journaux les plus répandus ne craignent pas de se faire les échos. Les opinions des médecins eux-mêmes sur cette cruelle affection offrent la diversité la plus désolante et les divergences les plus regrettables. M. le professeur Grisolle, dans son excellent *Traité de pathologie interne*, après avoir cité les auteurs qui ont écrit sur la rage, finit par ces mots : « Nonobstant tous ces travaux, on peut dire que » l'histoire de la rage est encore *fort incomplète*, car les » recherches entreprises jusqu'à ce jour n'ont pu nous » éclairer ni sur son siége, ni sur sa nature, ni sur les » moyens de la combattre. »

Je viens apporter quelques documents qui me paraissent avoir une certaine importance et pouvoir jeter quelque lumière, non pas sur la nature de la rage, mais sur son histoire et sur la marche qui devrait être désormais adoptée pour arriver à une connaissance plus complète de la maladie. Ce Mémoire sera divisé en deux parties. Dans la première seront relatées les observations de rage dont l'envoi en préfecture a été provoqué par la circulaire ministérielle du 27 juin 1850. L'examen de ces faits me paraît devoir démontrer que les observations de rage adressées à l'autorité ne sont pas recueillies avec la rigueur que réclame un sujet aussi grave ; que plusieurs de ces observations peuvent se rapporter à des maladies étrangères à l'hydrophobie rabique ; qu'en un mot, la rage est bien plus rare qu'on ne le croit généralement.

Dans la seconde partie de ce travail, je m'attacherai

à démontrer la nécessité d'appliquer à l'examen des cas de rage, à l'étude des faits qui s'y rapportent, des moyens de contrôle beaucoup plus sévères que ceux qui ont été jusqu'ici mis en usage.

§ 1er. — *Les observations de rage ne sont pas recueillies avec assez de rigueur, et la maladie a été confondue souvent avec d'autres affections qui s'en rapprochent.*

Cette opinion a germé dans mon esprit en parcourant les documents qui sont parvenus à la préfecture du Jura pendant les vingt années qui se sont écoulées de 1846 à 1866, et dont j'ai dû la communication à l'obligeance de M. le préfet du département.

Pour se convaincre de la vérité de cette assertion, il suffit de lire les observations envoyées en préfecture.

Je vais les relater textuellement.

1re *observation.* — Le sieur Blanchard, boucher et aubergiste à Macornay, avait un chien âgé de dix mois qui fut pris de la maladie ordinaire des jeunes chiens ; elle devint si intense qu'elle prit le caractère de la rage mue. L'animal était placé au fenil de Blanchard. Ce dernier ne pouvant s'en rendre maître, un jeune homme, nommé Gindre, voulut saisir le chien pour l'attacher, ne le croyant pas enragé ; il fut mordu à la main droite.

Les premiers symptômes se montrèrent le soixante-treizième jour par de la perte d'appétit ; on trouve Gindre couché sur la paille à l'écurie. Soixante-quatorzième jour : maux de cœur, suffocation à la gorge ; le soir, le malade prend un peu de vin sucré. Soixante-quinzième jour : il ne peut supporter l'air, ni voir le jour, ni voir les liquides. Soixante-seizième jour : le docteur Challan, de Lons-le-Saunier, présente de l'eau ; aussitôt redoublement d'accès, déclaration que tout remède est inutile. Mort à cinq heures du soir, comme par suffocation.

La morsure avait été brûlée au fer rouge par M. le docteur Passaquay immédiatement après l'accident. Comme on pensait que l'animal n'était atteint que de la rage mue, on était sans inquiétude sur les suites. Le jeune homme a continué à conduire ses moutons paître sur la côte et à dormir sous l'ardeur du soleil sans aucun abri. On rapporte qu'il aurait éprouvé des douleurs assez vives à la main, puis au bras, enfin à l'épaule. Le système nerveux s'est montré plus sensible et plus violent, surtout dans les contrariétés. Les trois derniers jours qui ont précédé le décès du malade, il ne pouvait supporter l'air, la vue du jour, des liquides. Le jour de sa mort, il avait les yeux sortant de l'orbite, la bouche baveuse qu'il essuyait continuellement avec la main, les cheveux hérissés et tout mouillés de transpiration, ne pouvant supporter aucun enfant. Il n'a jamais cherché à faire du mal, mais il a jeté les draps et les couvertures des deux lits par la chambre, se tenait couché sur le ventre ; est mort le quatrième jour.

Signé : Le maire, TROUILLOT.

2e *observation.* — Un garçon de huit ans, Jacquemin

Pissard, a été mordu à la jambe le 14 février 1855, à Longchaumois, par un chien inconnu. Le mal a duré trois jours. Les symptômes de l'hydrophobie se sont déclarés le soir du jeudi 15 mars ; mort le 18. Morsure cautérisée au fer chaud le même jour.

Signé : Le sous-préfet de Saint-Claude.

3e *observation.* — Françoise Dumortier, de Chemenot, canton de Poligny, âgée de vingt-trois ans, est mordue par un chien à la jambe dans le courant de décembre. Les premiers symptômes se montrent dans la nuit du 1er au 2 mai suivant. Les principaux accidents ont été un sentiment très pénible de strangulation et de pesanteur à l'épigastre, l'horreur de la lumière, de l'eau ; la vue d'un verre d'eau la faisait rejeter violemment en arrière en priant qu'on l'enlève ; yeux convulsés ; accès revenant fréquemment, elle les sentait venir et priait les assistants de la tenir ; ils étaient annoncés par des bourdonnements d'oreilles, une sécrétion considérable de salive spumeuse qu'elle expulsait continuellement. Elle n'a pas cherché à mordre ceux qui la tenaient, mais elle déchirait avec les dents tout ce qu'elle pouvait attraper. Traitement : émissions sanguines, narcotiques, belladone, morphine.

Observations particulières. — J'ai vu la fille Dumortier le vendredi matin 2 mai ; elle ne présentait aucun des symptômes de la rage ; elle avait seulement ceux d'une irritation gastro-intestinale. Une application de sangsues fut prescrite et faite de suite ; elle en fut très soulagée dans la soirée. Ce n'est que le 3 mai que les premiers accès se manifestèrent, vers onze heures du matin, et ce n'est qu'en la revoyant que je reconnus le mal à l'horreur de l'eau, de la lumière, aux accès violents, aux crachements continuellement répétés de salive écumeuse, aux yeux convulsés, etc. L'intelligence était intacte. Cette pauvre fille ignorait complétement de quelle maladie elle était atteinte. J'aurais regardé comme une cruauté toute question qui aurait pu lui faire soupçonner l'affreuse vérité. Ce sont les personnes chez qui elle était qui m'ont dit qu'elle avait été mordue dans le courant de décembre dernier, sans préciser de date. Mort, le 4 mai, à 9 heures et demie, *vingt-quatre* heures après l'invasion des accès.

La morsure a dû être profonde, car elle a mis un mois à se cicatriser ; elle n'avait pas été cautérisée. La malade s'était traitée par les émollients, sans demander conseil à personne.

Signé : Dr Ecard.

4e observation. — Pierre Maître, trente-six ans, mordu par un chien qu'on *supposait* enragé, trois mois avant le développement des accidents. Durée du mal, deux jours ; remèdes employés, saignée le premier jour.

Observations particulières. — N'ayant *ni vu ni entendu parler de* Maître, qui, *probablement*, a succombé aux symptômes d'une hydrophobie bien caractérisée, je ne puis, pour satisfaire aux demandes de M. le préfet, que lui faire parvenir les renseignements qui m'ont été fournis par la personne qui a soigné le malade, M. Albert.

Les voici : Mordu à l'index par un chien ; yeux

hagards ; voix rauque ; *constriction du larynx ;* horreur de l'eau et des objets brillants. Marche rapide, car le malade est mort au deuxième accès, qui a duré trois ou quatre heures. Il n'y a eu aucun traitement après la morsure.

Signé : Le Maire d'Augea.

5e *observation.* — Guyat, âgé de quarante-trois ans, *mâle*, gendarme à Orgelet, est mordu par un chien le 24 avril 1860. Le mal éclate le 11 juin suivant ; période d'accès du 11 juin, 11 heures du soir, au 14 juin, 6 heures du matin.

Remèdes, narcotiques.

Signé : Le Maire d'Orgelet.

Observation particulière de M. Menouillard, médecin cantonal. — Aucune médication préventive n'a été faite au moment de la morsure ; quelques jours après, Guyat a fait usage d'un préventif empirique.

6e *observation.* — Poncet, garçon de dix-sept ans, aux Bouchoux, mordu par un chien hydrophobe. Durée du mal, quatre jours. Traitement : potion à l'alcali volatil, vésicatoires, saignée.

Signé : Ducret, médecin.

Observation du maire. — Poncet a été mordu par le chien de son maître le 20 septembre 1861 ; il est mort le 28 novembre. Le chien qui l'a mordu était tenu attaché, et Poncet a été mordu en le rattachant. Au lieu de se faire cautériser, il est allé trouver une femme qui passait pour préparer un breuvage contre la rage ; dès lors, ce jeune homme avait été tout à fait tranquille et rassuré sur les suites de sa blessure. Ce n'est que quatre jours avant sa mort qu'il a éprouvé des douleurs au bras mordu, et, pendant les trois ou quatre jours de sa maladie, il a été soigné par le médecin.

Signé : Le maire, GAY.

7e *observation.* — Anna Laporte, de Champagnole, cuisinière, vingt-un ans, est mordue au bras, le 19 décembre 1863, par un jeune chien *soupçonné* d'hydrophobie, qui a été gardé à vue et est mort d'une maladie non déterminée.

Cautérisée au fer rouge le 21 décembre au soir, jour où elle a réclamé des secours. Le virus, *si virus il y a eu*, a continué son évolution jusqu'au 23 août 1864, jour où une émotion violente et pénible a été la cause déterminante du mal *rabiforme ou rabique*, caractérisé, au début, par une douleur assez modérée dans le bras mordu, de l'inquiétude, de l'irritabilité, du frissonnement. Constriction, à la gorge surtout; douleurs très vives dans l'oreille gauche. Dans la période d'état, horreur des liquides, complète quelquefois et incomplète quand la volonté de la malade imposait à ce sentiment de répulsion : agitation déterminée par la vue des corps brillants, par une grande exaltation intellectuelle, quelques hallucinations ; enfin, délire aigu dans la période finale; sputation, écume à la bouche, convulsions, cris. Mort, 26 août, deux heures du matin.

Signé : Dr CATTENOZ.

8e *observation.* — Eugène Sacroin, âgé de vingt-sept ans, ayant des égratignures aux mains, a *caressé* un chien étranger, qui a léché les parties égratignées : c'était le 1er février. Le 31 mars suivant, après midi, malaise, tristesse, frissons (purgation à la manne et au séné). Dans la nuit du 31 mars au 1er avril, deux heures du matin, accès, crises violentes. Le 1er avril, à neuf heures du matin, crises plus violentes encore : le moindre bruit, la moindre vue d'objets brillants et particulièrement celle des liquides, causent au patient des spasmes très violents, une impression insupportable; enfin, refus de toute espèce de boissons. Plus tard, le corps tout entier se raidit et se trouve agité de secousses tellement violentes, que les liens sont à peine suffisants pour le retenir : la tête, les membres, se heurtent contre le mur, le bois de lit, etc.; pupille très dilatée; yeux hagards, brillants; sommeil nul. Mort à trois heures du matin, le 2 avril.

Signé : MONNIER, médecin à Orgelet.

Cette observation est suivie, dans les documents préfectoraux, de la note suivante :

Le conseil d'hygiène départemental, tout en regrettant que les symptômes énoncés plus haut ne soient pas l'expression complète des phénomènes de la rage, est, toutefois, d'avis d'attribuer le décès du malade à l'inoculation du virus rabique.

9e *observation.* — Le nommé Demoris, de Coisia, âgé de cinquante-cinq ans, est mordu à la tête, au-dessus de l'œil droit, par un chien errant, le 31 octobre 1865. Invasion, trente-sept jours après. Mort, le 8 décembre 1865.

Le malade a usé de médicaments ; mais on n'a pu découvrir le médecin qui les avait prescrits. Il prenait la fuite, articulait des cris et se blottissait ; hallucinations ; il voyait toujours quelqu'un dans sa chambre, dont il a fracturé la croisée. Il n'a rien mangé dans les derniers jours. *Après avoir pris une dernière dose de médecine*, il est mort tranquille, sans violences sur ceux qui l'entouraient. Il assurait qu'il était enragé et épouvantait tout le monde. Les portes se fermaient lorsqu'il demandait du secours. Il n'a fait aucune attaque, mais menaçait de mordre ses ennemis.

Signé : Le Maire de Coisia.

Cette observation est suivie, dans les documents préfectoraux, d'une note annonçant que les membres du conseil d'hygiène ont pensé et certifié que, malgré l'insuffisance des renseignements, il y avait lieu de croire à l'hydrophobie.

10e *observation.* — M. Blondel, âgé de trente-six ans, juge suppléant chargé de l'instruction près le tribunal d'Arbois. Il y a environ trois ans, en voulant corriger sa chienne d'arrêt, celle-ci s'est dressée et lui a fait une légère écorchure à la figure. Y a-t-il eu cautérisation ? On ne le sait. La chienne a été abattue quinze jours après : elle enrageait. M.Blondel avait la mauvaise habitude de se laisser lécher par ses chiens. Le 20 janvier 1866, apparition des accidents nerveux ; le surlendemain, constriction à la gorge, déjà forte, et déglutition difficile, spasmes des muscles pectoraux, insomnie. Le 23, augmentation des accidents, sputation, asphagie ;

le 24, progrès, rêvasseries, perte de connaissance pendant deux ou trois heures. Mort à dix heures du matin. La figure ne portait aucune trace de l'écorchure ou morsure; il n'y a pas eu de traitement local. Traitement général : saignées, lavements opiacés, inhalations de chloroforme et d'éther.

Observations particulières. — Depuis environ un an, M. Blondel, qui était très nerveux et d'un caractère extrêmement irritable, a eu des ennuis et des déceptions de tout genre, qui l'avaient si profondément affecté que, dans sa maladie, il aurait dit à un de ses amis : *C'est le chagrin qui me tue.* En s'apercevant de la difficulté de déglutition, le souvenir de la morsure faite par sa chienne, souvenir qui l'occupait souvent, lui est revenu à l'esprit; aussi demandait-il aux médecins quel était le nom de la maladie qui le faisait mourir.

Nous *conclurions* affirmativement, et sans *arrière-pensée,* pour l'*hydrophobie* rabique, sans les circonstances morales prérappelées, qui ont agi avec puissance sur le système nerveux de M. Blondel et ont pu déterminer une *hydrophobie essentielle.*

Signé : Drs Bousson et Rouget.

Les dix observations que je viens d'emprunter aux archives préfectorales ne devront-elles pas inspirer aux médecins qui les liront les mêmes pensées qu'elles ont éveillées dans mon esprit? N'est-il pas évident que ces observations ont été recueillies à la hâte, rédigées sous l'impression que ces événements tragiques, ces morts précipitées, faisaient sur l'opinion publique, et qu'elles manquent, en général, de ces traits caractéristiques, de ces détails essentiels, qui donnent à ce genre d'observations la rigueur scientifique ? Ne voit-on pas percer, dans la plupart d'entre elles, le doute, l'indécision, l'obscurité ? En dehors des faits recueillis officiellement, j'ai pu réunir quelques observations qui me paraissent offrir de l'intérêt et peuvent encore fortifier la thèse que je soutiens.

11ᵉ *observation.* — En 1831, dans le mois d'octobre, de grand matin, une louve apparut sur la route nationale de Mouchard à Salins et suivit cette route jusqu'à Villers-Farlay, où elle fut tuée. Chemin faisant, elle mordit seize personnes. On peut se figurer la terreur qui se répandit dans la contrée, quand il fut constaté que cette louve était enragée.

Les détails qui vont suivre m'ont été fournis par M. le docteur Pergaud, qui fut envoyé par M. le maire d'Arbois sur les lieux.

Un médecin avait cautérisé les plaies au fer chaud, et M. Pergaud les cautérisa encore au beurre d'antimoine. Cinq blessés furent plus spécialement soignés par le docteur Pergaud. Le premier est une fille de Villers-Farlay, qui avait eu l'œil gravement blessé et le sourcil enlevé. Cinq semaines après son accident, elle fut admise à l'hôpital d'Arbois, où elle mourut quelques jours après, sans avoir éprouvé *de signes d'hydrophobie, en sorte qu'on ne peut rien affirmer sur la nature de la maladie.*

Le second est Gaspard Amel, qui avait éprouvé une

horrible morsure à la face, morsure qui, d'après le récit d'un de ses parents, *lui avait ramené la peau de la face sur le menton*. Six semaines environ après l'accident, je m'aperçus, dit le docteur Pergaud, qu'en se regardant dans la glace, il reculait et frissonnait. Trois jours après, il mourait dans d'horribles convulsions hydrophobiques. Les trois autres blessés guérirent.

Le docteur Pergaud fit l'autopsie de la louve. Il ne trouva rien dans la gueule ni dans la poitrine. L'estomac renfermait le sourcil de la femme morte à l'hôpital et une partie de la joue et de la moustache d'Amel. L'intestin contenait quelques grains de maïs : il était sain. La matrice était petite, rouge à l'intérieur ; la louve n'avait jamais conçu.

Je n'ai pu recueillir des renseignements précis sur les accidents qui furent la conséquence des morsures pour les autres blessés. Il en mourut deux ou trois dans les mois qui suivirent, à Villers-Farlay et à Mont-sous-Vaudrey.

12e *observation*. — Dans cette dernière localité, le nommé Delphes, mordu le 18 octobre, resta jusqu'au 8 mars suivant sous le poids d'une inquiétude qui lui faisait éprouver le besoin de se distraire ; il se plaignait de céphalalgie continuelle. Durant cet intervalle, dit M. Monnot, médecin à Mont-sous-Vaudrey, qui m'a transmis ces renseignements, je l'ai saigné deux fois. Le 9 mars 1832, les premiers symptômes de l'hydrophobie se sont déclarés par de fortes douleurs de tête ; le lendemain, plusieurs attaques convulsives dans la journée (saignée, potion opiacée) ; le 11 mars, des accès furieux s'étant déclarés, nous avons été obligés de le garrotter fortement; deux saignées ont été encore pratiquées sans apporter aucun soulagement. Le malade a succombé dans des accès horribles, ne cessant de crier et de menacer les personnes qui s'approchaient. Mort après deux jours de convulsions. Delphes avait eu trois morsures, au bras, à la figure, sur la poitrine, mais elles avaient été très légères.

Signé : MONNOT, médecin.

13e *observation.* — Le 5 octobre 1866, la *Sentinelle du Jura* renfermait la nouvelle suivante, qui fut bientôt répétée par les journaux de la province :

« Le 29 septembre, est mort, à la suite d'un accès de » rage, le nommé Bachelet, de Pont-du-Bourg, âgé de » neuf ans, qui, le 20 mai dernier, avait été mordu par » un loup furieux, et qui n'avait pu se guérir des bles- » sures qu'il avait reçues. »

Après avoir lu cet article, j'écrivis à M. le docteur Briot, de Chaussin, de vouloir bien m'adresser tous les détails qu'il pourrait recueillir sur l'événement.

Voici les faits principaux relatés dans sa réponse :

Le loup a d'abord signalé sa présence dans les bois de l'Abergement-Saint-Jean, canton de Chaussin, et mordu le bœuf de J.-B. Bagoudet ; les plaies furent cautérisées fortement au fer rouge, et l'accident n'a pas eu de suites jusqu'à ce jour (8 octobre 1866).

Le loup sortit du bois et rencontra les vaches du garde Bigneurre. Il s'élança à la gorge d'une génisse, et, de ses quatre canines, lui fit quatre profondes blessures. Il s'élança ensuite sur un veau, à qui il ne fit que des égratignures. Apercevant alors la femme du garde, qui cherchait à se cacher derrière un chêne, il courut à elle ; mais à ce moment, le chien de Bigneurre, mâtin de petite taille, s'élança au secours de sa maîtresse, et la vache mordue, ainsi que deux autres, chargèrent l'ennemi commun et le poursuivirent furieusement sur l'espace de plusieurs kilomètres. Les plaies de la vache furent lavées avec de l'ammoniaque et guérirent très rapidement ; elles ne se sont jamais rouvertes.

Le 2 juillet, la bête commença à devenir triste, elle avait les membres raides, resta au pâturage sans manger ; elle but encore le lendemain ; ses maîtres s'apercevaient depuis longtemps qu'elle n'avait pas le poil aussi frais. Le 4 juillet, elle commença à baver et refusa de boire et de manger, *sans manifester aucune horreur pour l'eau qu'on lui présentait, s'en approchant même ;* toutes les demi-heures, elle poussait des mugissements *caractéristiques, dit-on*, et les autres vaches *beuglaient et cherchaient à fuir; le chien hurlait à l'unisson.* Elle n'était *pas devenue méchante, s'allongeait voluptueusement sous la main qui la caressait*, et ne fuyait pas le chien, qui était souvent près d'elle. Enfin, le 6 juillet, son maître, voyant que les accès augmentaient, que depuis 48 heures elle ne s'était pas couchée, la conduisit hors de l'écurie et l'assomma, sans qu'elle opposât la moindre résistance.

Quelques instants après avoir été poursuivi par les

vaches, le loup rencontra, au Termon, commune de Rye, deux jeunes filles, se jeta sur l'une d'elles, la fille Béry, qui était tombée, et lui mordit le mollet à travers ses jupons de laine ; les plaies furent lavées à l'ammoniaque. Ensuite l'animal déchira cruellement le fils Canti, de la Chassagne, garçon de dix-sept ans, lui fit des morsures très graves au dos, au bras et à la main ; pansement avec l'ammoniaque.

A Sergenaux, ce fut Mélitine Roy, âgée de vingt ans, qui fut mordue à la jambe droite, recouverte d'un bas très épais ; les quatre dents pénétrèrent dans les chairs : même traitement.

Ensuite Françoise Chevanne, jeune fille, mordue également à la jambe : même cautérisation à l'ammoniaque.

Aucune de ces blessures n'a été suivie d'accidents jusqu'à ce jour.

La femme Jeandot gardait trois vaches : le loup mordit l'une d'elles profondément aux naseaux ; la plaie fut lavée avec de l'eau sédative, guérit promptement, et la vache est maintenant en bonne santé.

Mais voici une chose étrange : une des deux autres vaches, que la femme *Jeandot m'a affirmé n'avoir pas été mordue*, a péri vingt-deux jours plus tard, après trois jours de maladie. Le 7 juin, cette bête commença à devenir triste ; elle courait à travers le bois au lieu de manger ; elle sautait sur les autres vaches comme si elle eût été en rut ; aussi, le lendemain, on l'a laissée à l'écurie ; elle a encore mangé ce jour-là ; mais, tous les quarts d'heure, elle poussait quelques mugissements, et refusait absolument de boire. Les autres vaches ne la fuyaient pas et n'étaient pas effrayées comme celles de Bigneurre. Bientôt les accès augmentèrent, *elle devint furieuse,* brisa sa crèche; une bave abondante sortait de sa bouche; les membres se raidissaient. Ses beuglements furent épouvantables et continuels pendant plusieurs heures jusqu'à sa mort. M. Louvrier, vétérinaire à Sellières, arriva lorsqu'elle venait d'expirer, et, d'après les symptômes qu'on lui dépeignit, *il aurait affirmé la rage.*

Cette vache aurait-elle léché la plaie de sa compagne, et s'est-elle ainsi inoculé le virus?

Dans le même village, trois vaches et un taureau, mordus également, lavés à l'eau sédative, n'ont éprouvé aucun accident. A Fraie, il en a été autrement; deux vaches ont succombé dans la dernière quinzaine de juin; morsures lavées à l'ammoniaque.

Quant à Bachelet, du Pont-du-Bourg, aucun médecin ne l'a vu durant sa maladie. Il m'a donc été difficile de rassembler les symptômes qui l'ont caractérisée.

Cependant, grâce à M. le curé de l'endroit, qui avait visité souvent le petit malade, grâce aussi à *l'obligeance de la mère,* j'ai pu, je crois, rassembler *des notions suffisantes pour établir qu'il est mort de la rage.*

Bachelet fut blessé le même jour que les autres victimes, il reçut trois morsures, une à la malléole externe, une au poignet, une à la cuisse droite; celle-ci était très grave; la peau était enlevée sur une étendue de la largeur de la main. Pansement à l'eau sédative.

La cicatrisation fut prompte. L'enfant se levait au

bout de dix jours ; le quinzième jour, il allaitá l'école.

Naturellement apathique et peu intelligent, il n'a jamais manifesté de craintes sur son sort.

Dans le commencement de septembre, il devint triste, inquiet, ne se trouvait bien nulle part. Le 23 septembre il a encore déjeuné ; mais à midi il n'a voulu ni boire ni manger et s'est mis au lit, se plaignant d'une douleur vive à la plaie de la malléole et sous la plante du pied. Cette cicatrice, auparavant rose, est devenue violacée ; mais elle ne s'est pas rouverte.

Les jours suivants, il se mit à pousser des cris pendant une demi-heure sans interruption ; puis il se calmait. Il n'était nullement furieux, il était même affectueux, avait les idées plus nettes, l'intelligence plus vive qu'auparavant. Il réclamait continuellement sa mère, qui ne pouvait quitter son lit que lorsque, parfois, il la renvoyait brusquement en lui disant qu'elle sentait mauvais et qu'elle l'incommodait.

Les yeux étaient brillants, agités convulsivement. Aussitôt qu'il fermait les paupières, il les rouvrait précipitamment avec effroi. Le bruit le tourmentait beaucoup. Souvent il demandait à boire et soudain repoussait le verre qu'on lui présentait, sans que cependant sa vue lui donnât des convulsions.

Il n'a rien pu prendre pendant la maladie, si ce n'est le jeudi, quelques grains de raisin qu'il avala avec précipitation et d'une manière convulsive ; le vendredi, dans l'après-midi, il a pu boire quelques gouttes d'eau à l'aide d'un chalumeau.

La douleur qui avait éclaté au pied s'étendit successivement à la jambe, à la cuisse, puis à la poitrine, dans les derniers jours ; alors l'oppression commença ; le vendredi soir, elle atteignit la gorge, avec sentiment de constriction pénible. Le malade se sentit perdu, mais il ne s'en affectait pas, consolait sa mère et lui parlait d'une façon touchante et sensée ; à minuit, l'oppression augmenta. C'est seulement alors qu'il se prit à baver, et alors cette expuition fut abondante. Il eut à trois reprises des convulsions jusqu'à trois heures du matin, moment de sa mort.

Signé : Briot, docteur à Chaussin.

14ᵉ *observation.* — La *Sentinelle du Jura* du 2 mai 1866 raconte l'histoire suivante : « Le 27 avril, la gen-
» darmerie d'Orchamps a abattu un chien qui, après avoir
» brisé la muselière de cuir dont on l'avait muni, par-
» courait les rues en mordant tous les animaux de son
» espèce. L'autopsie de son corps, faite par M. Goudry,
» médecin vétérinaire à Romange, canton de Rochefort,
» *a mis en évidence tous les caractères de l'hydrophobie.*
» L'autorité locale a fait aussitôt abattre tous les chiens
» qui avaient été mordus. »

Après avoir lu cet article, j'écrivis à M. Goudry pour lui demander quels étaient ces *caractères de l'hydrophobie* qu'il avait reconnus sur le cadavre du chien. Voici les principaux passages de sa réponse :

« Vous me demandez des renseignements sur les lésions anatomo-pathologiques que m'a fournies l'inspection cadavérique d'un certain chien *suspect d'hydrophobie.*

» Je vous dirai que deux voies m'ont amené à porter ainsi mon diagnostic, c'est-à-dire à affirmer que le chien suspect était réellement enragé : 1° les renseignements ; 2° l'autopsie.

» Je commence par l'autopsie, pour répondre plus directement à votre demande ; mais les renseignements recueillis ont été pour moi un *guide non moins infaillible* que l'inspection du cadavre. C'est vous dire que la *Sentinelle du Jura* n'a pas parfaitement rendu ma pensée.

» Autopsie, 4 heures après la mort. Un seul organe est affecté : c'est l'estomac. Ce qui frappe tout d'abord l'observateur, c'est une violente irritation de cet organe, traduite par la couleur violet foncé de la muqueuse, couleur qu'on ne peut mieux comparer qu'à celle de la lie de vin, lorsque celle-ci est encore humectée par le liquide spiritueux. Ce sac membraneux renferme quelques aliments réduits en bouillie et ingérés environ deux heures avant la mort. Ils exhalent une odeur aigrelette plus prononcée que dans les circonstances ordinaires.

» On y trouve en outre des feuilles de chiendent en assez grande quantité ; mais ce qui intéresse davantage, ce sont six ou sept morceaux de cuir, avec deux boucles, le tout provenant d'une portion de sa muselière qu'il a à peu près dévorée le matin même, et, en dernier lieu, un fragment d'étoffe de coton. Si je n'avais eu que ces données pour porter un diagnostic certain, j'avoue que j'aurais été indécis ; toutefois, il y avait un grand pas de fait. Mais voici les renseignements qui m'ont été fournis.

» Le chien, *méchant par caractère, le devient* la veille *à l'extrême* et mord quatre ou cinq autres chiens. Le jour même, il se jette sur son maître, rôde partout, mord encore trois ou quatre chiens et une chienne.

» Cependant il a encore mangé le matin de ce jour-là, comme d'habitude.

» Ces renseignements, comparés aux lésions, me conduisent à conclure affirmativement que le chien est atteint de la rage. En effet, quelle est l'affection qui pourrait avoir quelque rapprochement, quant aux lésions, avec celle qui nous occupe ?

» Un empoisonnement n'aurait-il pas amené des vomissements, des nausées, ou bien d'autres symptômes tout aussi caractéristiques ? N'aurais-je pas retrouvé dans l'estomac les substances ingérées ? Une gastrite n'aurait-elle pas provoqué également des vomissements, des coliques ? Ce chien aurait-il conservé l'appétit ?

» Par contre, le chien enragé (pas toujours, mais assez souvent) mange, boit, comme en état de santé.

» D'après ces considérations, jointes à l'autopsie et aux renseignements, je me suis cru en droit, bien que *je n'aie pas trouvé à l'ouverture du cadavre* tous les caractères de la maladie cherchée, de conclure que le chien objet de mon étude était réellement sous le coup de cette terrible affection désignée sous le nom d'hydrophobie.

» Telles sont, Monsieur, les quelques données que j'ai

cru devoir ajouter aux renseignements que vous avez bien voulu me demander.

» Cet exposé succinct ne vous permettra guère d'ajouter quelque chose de fructueux à vos recherches, et les vétérinaires qui vous ont dit que *les lésions laissées par l'hydrophobie, sur le chien comme chez l'homme, sont inappréciables, ne se sont point trompés* ; car, si l'anatomie pathologique rencontre une lésion matérielle et appréciable dans la rage, *elle n'est pas caractéristique*, puisque cette lésion, cette irritation, *se rapportent tout aussi bien à une gastrite*, par exemple.

» *Signé :* Goutry, médecin vétérinaire à Romange. »

La rumeur publique ayant fait parvenir jusqu'à mes oreilles, malgré la distance de 30 kilomètres qui me sépare des lieux où les faits se sont accomplis, qu'une femme avait succombé à la rage dans le canton de Nozeroy, j'écrivis au Dr Girod, de Mignovillard, qui avait soigné la malade, pour avoir des détails précis sur l'événement. Voici la réponse de mon confrère :

15e *observation*. — Le 10 mai 1866, passant à l'Aubette, je suis appelé pour voir la femme de Félix Courdier, âgée de trente-neuf ans, mordue, le 7, par un chien de trois mois et demi *soupçonné de rage*. La morsure siége aux faces latérales et au dos de la première phalange du pouce de la main gauche. Sa profondeur ne dépasse pas les couches les plus superficielles du derme.

Les renseignements qui me sont fournis sur le chien, tout en me donnant quelque inquiétude, ne me paraissent point suffisants pour me faire prendre le parti d'une cautérisation profonde et surtout de l'ablation complète du pouce. De plus, comme il y a trois jours que l'accident est arrivé, et que le lendemain la malade a eu la précaution de mettre de l'alcali volatil sur ses égratignures, je me contente d'une cautérisation avec le nitrate d'argent, n'ayant d'autre but que de rassurer la malade; quelques jours après, les plaies étaient parfaitement cicatrisées.

Le 7 juin au matin, je suis appelé auprès de la femme Courdier et je recueille les renseignements suivants. La nuit du 5 au 6 a été sans sommeil. Le 6, céphalalgie vive, douleurs lancinantes dans le membre supérieur gauche depuis la main jusqu'à l'épaule, soif modérée, anorexie complète. La nuit du 6 au 7, pas de sommeil. Le 7, la malade éprouve de la difficulté à avaler les liquides. Toutes les deux ou trois minutes, respiration gênée, saccadée. Expuition de crachats mêlés d'un sang noirâtre, nausées fréquentes, contractures de la main gauche. Douleurs dans le membre supérieur droit et la cuisse gauche, analogues à celles que la malade a éprouvées d'abord dans le membre supérieur gauche. Pouls à 95. Face congestionnée. Rien du côté de la langue. (Saignée de 400 grammes.)

A midi, mêmes symptômes, mais un peu augmentés. De concert avec mon confrère, M. Boichin, je prescris un quart de lavement laudanisé à 15 gouttes, toutes les deux heures; un vésicatoire à l'avant-bras gauche, destiné à être pansé avec de la morphine.

Le soir, les symptômes persistant, une pilule de 5 centigr. d'extrait gommé d'opium alternant toutes les heures avec les lavements laudanisés.

Au commencement de la nuit, la malade peut avaler quelques liquides; mais l'insomnie persiste. Le matin du 8 juin, les accès de dyspnée sont plus forts. Il y a, par moments, du délire, l'expectoration est plus écumeuse, la sensibilité s'exalte, des hallucinations surviennent. *Pourquoi,* dit la malade, *est-ce que j'aboie comme ça?* Elle trempe ses doigts dans de l'eau et a beaucoup de peine à les porter à sa bouche pour les sucer. Elle demande de la pâte de guimauve, de l'orange, et les avale plus facilement que les liquides.

A midi les accès ont beaucoup augmenté. Il n'y a pas de convulsions, mais des suffocations passagères, des manifestations, des souffrances excessives, des témoignages touchants de tendresse et de reconnaissance. L'expectoration d'une matière blanche, moitié filante, moitié écumeuse, devient plus fréquente, plus pénible. « *Je meurs de soif,* » telles sont les paroles que prononce à chaque instant la malade et qu'interrompent parfois les spasmes des muscles respiratoires. Vers trois heures et demie, la dyspnée est excessive. A une légère agitation succède un abattement général dans lequel la malade succombe au bout de quelques minutes.

Le chien qui a communiqué la rage à la femme Coudrier a été en fuite un jour ou deux avant l'accident. Rentré au logis, il a mangé encore, mais peu. On n'a pu dire s'il bavait. Il a été enfermé environ douze heures avant qu'on ne l'abattît, et, pendant ce temps, il paraît qu'il a été très agité. Ce chien, ayant une maladie de peau, avait été frotté avec une pommade à laquelle son maître attribuait les accidents qu'il présentait.

Signé : Girod, *docteur-médecin à Mignovillard.*"

Afin de faire voir combien sont fondés les doutes que l'on peut émettre sur l'existence de la rage chez les malades qui font le sujet des observations que j'ai rapportées, il suffit de rapprocher dans un tableau les chiffres qui représentent pour ces divers cas la durée de l'incubation.

1re observation,	durée de l'incubation,		3 mois	13 jours.
2e	—	—	1	»
3e	—	—	4	15
4e	—	—	3	»
5e	—	—	1	18
6e	—	—	2	»
7e	—	—	8	»
8e	—	—	1	»
9e	—	—	1	7
10e	—	—	36	»
11e	—	—	1	5
12e	—	—	4	23
13e	—	—	4	5
14e	—	—	1	»

Comment ne serait-on pas frappé de l'énorme différence qui existe entre ces chiffres? Peut-on rationnellement admettre, en comparant les chiffres extrêmes, que le même virus puisse rester latent, avant de produire ses manifestations, tantôt un mois, tantôt huit mois, une autre fois *trente-six mois?*

De pareils écarts dans les chiffres représentant le temps d'incubation, joints à la diversité, je dirai presque à la disparité qui se montre dans l'exposé des symptômes propres à chaque observation, ne doivent-ils pas porter à penser que, dans la plupart des cas, il y a eu une erreur de diagnostic ?

Quelles sont donc les maladies avec lesquelles l'hydrophobie rabique peut être confondue?

Il en est deux principalement : le *tétanos* et la *méningite cérébro-spinale*.

J'ai vu plusieurs cas de ces deux genres de maladies dans lesquels, si les malades avaient, par hasard, été mordus par un chien, quelque temps avant l'invasion du mal, on n'eût pas manqué de penser à l'hydrophobie et, probablement, de croire à son existence. J'en veux citer deux exemples.

16ᵉ *observation.* — Un curé de village, d'un tempérament excessivement nerveux, habitué à concentrer ses émotions, fut pris tout à coup, après de vives contrariétés, de tous les symptômes d'un tétanos idiopathique. La maladie ne fut pas de longue durée ; au bout de quarante-huit heures il succombait. Il conserva si bien sa connaissance jusqu'à la fin que, peu d'instants avant d'expirer, il faisait les réponses aux prières des agonisants que récitaient autour de son lit ses confrères, les curés du voisinage. Dans le cours de la maladie, à chaque instant, quand on lui présentait à boire ou quelque remède à prendre, il le repoussait brusquement, parce que la crise tétanique s'emparait de lui. Il lui manquait plusieurs dents, de sorte que, malgré le trismus, qui, du reste, n'était pas permanent, les liquides pouvaient parvenir au gosier ; mais il y avait une telle constriction à la gorge que rien ne pénétrait dans l'œsophage, ou n'y parvenait qu'avec la plus grande difficulté.

Comme les crises nerveuses se succédaient coup sur coup, chaque tentative de déglutition était suivie d'un mouvement tétanique ; aussi repoussait-il le plus souvent les boissons avec une sorte de fureur, et les assistants murmuraient à l'oreille les uns des autres : *En vérité, s'il avait été mordu par un chien, on croirait qu'il a la rage.*

La méningite cérébro-spinale pourrait être aussi quelquefois confondue avec l'hydrophobie rabique, surtout si le malade avait été mordu récemment par un chien errant ou furieux.

17e *observation.* — On amena en 1855, à l'hôpital d'Arbois, un jeune charpentier qui se plaignait d'une vive roideur dans le cou, la nuque, et d'une gêne très notable dans la déglutition. Dès le début, il n'avalait les tisanes qu'avec la plus grande répugnance. La maladie augmentant, la déglutition devint si difficile que le malade, à l'aspect des liquides, manifestait une sorte d'horreur, et si, vaincu par les instances que lui faisaient les sœurs hospitalières, il essayait d'avaler, il était pris de secousses nerveuses qui ébranlaient tout le corps, contractaient le tronc et les membres, et faisaient écumer la bouche. Chacun disait, autour de lui, qu'il était enragé. On questionnait les parents pour savoir s'il n'avait pas été mordu; mais nul ne se rappelait qu'il eût éprouvé pareil accident. Le corps, visité avec soin, ne me fit pas découvrir la moindre cicatrice. Les accidents devinrent de plus en plus graves et le malade mourut au bout de trois jours. Jusqu'à la fin, la constriction du gosier, l'impossibilité d'avaler, jointe à l'horreur des liquides qui devait en être la conséquence, furent les accidents qui frappèrent le plus ceux qui entouraient le malade, et chacun prononçait avec terreur le mot de rage.

J'étais très empressé d'en faire l'autopsie. Je trouvai une couche épaisse de fausses membranes imbibées de pus qui tapissaient la base du cerveau et l'entrée du rachis. Aucune autre lésion dans les autres parties du corps. Ce jeune homme avait succombé à une méningite cérébro-spinale.

J'ai observé, principalement chez des enfants du second âge et des adolescents, plusieurs autres cas de la même variété de méningite qui s'accompagnaient de cette dysphagie, de ces crises convulsives, avec sputation, écume à la bouche, et qui n'auraient pas manqué d'éveiller la pensée de l'hydrophobie s'il y avait eu quelque morsure préalable.

Je crois donc que des cas de ce genre ont souvent été

pris pour des atteintes d'hydrophobie. Or, des erreurs de cette nature sont très nuisibles au malade et font le plus déplorable effet sur l'esprit des populations, en y semant inutilement l'inquiétude et l'agitation.

Elles nuisent beaucoup au malade en détournant l'attention du médecin et celle de la famille des véritables moyens qu'exigerait le traitement de la maladie, et en jetant dans tous les esprits un trouble qui ne permet plus de se recueillir mûrement et de prendre de sages résolutions.

Elles répandent l'effroi au milieu des populations et impressionnent les sujets à imagination timorée, au point de compromettre gravement leur santé.

La question de la rage est encore tellement perdue dans les nuages, que le long Mémoire couronné, l'an dernier, par la Société de médecine de Besançon, a été, de la part d'un journal de Paris que rédigent des hommes très sérieux, l'objet d'un jugement dont je me permettrai de rappeler le passage suivant : « Le Mémoire » couronné par la Société de médecine de Besançon est » une prodigieuse lanterne magique d'hypothèses et de » suppositions. » Voilà ce qu'on lit dans l'*Union médicale* du 23 avril 1868.

De quelle manière faudrait-il procéder à l'examen de ces cas qui présentent les apparences de l'hydrophobie, pour arriver à les dégager de tous les nuages qui les obscurcissent et les faire comparaître devant le tribunal de la science exacte et sévère, qui seule peut démêler l'erreur de la vérité ?

C'est ce que je vais examiner dans un dernier paragraphe.

§ II. — *Nécessité d'appliquer à l'examen des cas de rage signalés à l'autorité des moyens de contrôle beaucoup plus rigoureux que ceux qui ont été jusqu'ici mis en usage.*

Les questions qui se rattachent à l'hydrophobie sont tellement graves, que l'autorité ne saurait prendre des mesures trop multipliées pour arriver à découvrir la vérité, que viennent trop souvent voiler toutes sortes de préjugés, d'idées préconçues, d'erreurs anciennes et invétérées.

Voici les mesures qui me paraîtraient les plus capables d'arriver à un résultat satisfaisant.

Une circulaire, émanée du ministre de l'agriculture, serait adressée à tous les médecins et à tous les maires, pour les prévenir qu'au premier soupçon de l'existence de la rage, soit chez l'homme, soit chez les animaux, ils devront en avertir immédiatement l'autorité préfectorale. Celle-ci désignerait sans retard un membre du conseil d'hygiène départemental, qui serait chargé de se transporter sur les lieux, aux frais du département, et qui, en s'adjoignant un ou deux médecins habitant la contrée où se présente le cas à étudier, procéderait à l'examen rigoureux de la maladie et ferait ensuite un rapport à l'autorité. Ce rapport serait soumis au conseil d'hygiène, qui donnerait son avis, puis serait transmis à l'Académie de médecine, où existe une commission présidée par M. Bouley, pour l'examen de la grande question de l'hydrophobie rabique.

La circulaire envoyée aux maires et aux médecins devrait être accompagnée d'une instruction rédigée par l'Académie de médecine, et renfermant tous les enseignements propres à diriger les maires et les médecins dans l'application des recherches prescrites par l'autorité.

On parviendrait ainsi insensiblement à dégager la question de l'hydrophobie rabique des nuages signalés par M. Grisolle dans le passage de son livre que j'ai cité en commençant, et dans lequel il se plaint de ce que l'histoire de la rage est encore *fort incomplète*.

Les journalistes devraient recevoir de l'autorité la défense ou, tout au moins, l'invitation de s'abstenir, dans l'intérêt de leurs lecteurs, d'insérer trop légèrement les premiers bruits et les histoires plus ou moins effrayantes qu'ils peuvent recueillir, au milieu de la rumeur publique, concernant les cas de rage vrais ou supposés; ils devraient attendre la décision du conseil d'hygiène, dont il leur serait donné communication.

Les journaux mettent une complaisance déplorable à remplir leurs colonnes de ces histoires lugubres, qui ne sont si souvent que des fables ridicules.

La fin malheureuse de ce jeune magistrat qui fait le sujet de ma 10e observation, et qui offre peut-être, de tous les cas que j'ai exposés, celui où l'existence de la rage peut être le plus légitimement contestée, cette fin malheureuse a occupé, pendant quelque temps, non-seulement les journaux de la province, mais encore ceux de Paris.

Le *Journal des Débats*, un des plus anciens et des plus graves, renfermait ce qui suit dans son numéro du 29 janvier 1866 : « On lit dans la *Franche-Comté :*
» Nous apprenons un bien triste événement. Un jeune
» magistrat du ressort de la cour de Besançon,
» M. Blondel, juge suppléant au tribunal d'Arbois,
» chargé de l'instruction, est mort lundi d'hydropho-
» bie, à la suite des plus cruelles souffrances.

» M. Blondel avait été mordu, *il y a trois ans, à la*
» *chasse*, par son chien. »

Il arrive assez souvent aux chasseurs d'être mordus par leurs chiens, surtout quand ils les corrigent trop durement à la chasse. Or, quel est le chasseur qui, ayant subi pareil accident et lisant les lignes que je viens de transcrire, n'a pas dû sentir tout son sang se glacer dans ses veines, en pensant qu'un sort pareil à celui de M. Blondel lui était peut-être réservé?

Comment un chien qui chasse avec son maître pourrait-il tout à coup devenir enragé, sans aucun signe précurseur?

Le *Moniteur du soir* du 26 mars 1867 reproduisait l'article suivant du *Journal de Domfront :*

« Jeudi matin, notre ville était en émoi ; les nommés
» Roussel et Cheneville venaient d'être mordus par un
» chien que *l'on disait atteint d'hydrophobie.*

» Après les *constatations d'usage et la visite de*

» *l'homme de l'art, il n'y avait malheureusement plus*
» *de doute possible.* »

De pareilles affirmations, entièrement contraires aux données de la science, devraient être sévèrement bannies de la rédaction des journaux. On comprend quelle affreuse perturbation elles peuvent jeter dans les esprits. Je partage, du reste, complétement l'avis qu'il faut abattre les chiens au premier soupçon de rage. Cette race d'animaux ne me paraît pas mériter un intérêt tel qu'on puisse hésiter un seul instant à les sacrifier.

Que d'inconvénients de toutes sortes entraîne la race canine! Combien ces inconvénients l'emportent sur les avantages qu'elle peut procurer! On compte par millions la valeur des denrées alimentaires qu'ils consomment annuellement, tandis que des millions d'hommes, dans certains moments, comme dans les années de récoltes insuffisantes, se nourrissent mal et souffrent de cette alimentation incomplète ou de mauvaise qualité.

Je n'irai pas, comme l'ont fait certains moralistes faciles à effaroucher, je n'irai pas jusqu'à réclamer l'extermination de la race canine, à raison des scènes de lubricité qu'elle étale sur la voie publique sous les regards des femmes et des enfants. Pourtant, j'avoue que la salacité des chiens m'a paru quelquefois offrir des inconvénients sérieux, à raison de cette vie commune, de cette promiscuité dans les détails de l'existence que le chien mène avec son maître.

J'en veux citer un exemple qui m'a laissé une profonde impression.

17e *observation.* — Un grand et beau jeune homme, habitant un village des environs d'Arbois, est venu pendant longtemps me consulter pour des douleurs, des picotements très pénibles, une sensation de brûlure qu'il éprouvait dans la verge, surtout à son extrémité. Il n'y avait aucune trace de maladie vénérienne. Le malade déclarait même n'avoir jamais eu de commerce avec une femme. Il me laissa longtemps dans l'ignorance de la cause qui avait pu déterminer ses souffrances, lesquelles me paraissaient évidemment n'être que nerveuses et accrues singulièrement par l'état d'exaltation où était l'esprit de ce jeune homme. Enfin, un jour, il me parut faire un violent effort sur lui-même, et tout à coup il m'avoua que ses douleurs étaient arrivées après qu'il avait, à plusieurs reprises et plusieurs jours de suite, cherché à introduire son pénis dans la vulve d'une grosse chienne de garde que son père avait à la maison. Il était poursuivi de la pensée que ces manœuvres lui avaient occasionné une maladie très grave. Il dépérissait à vue d'œil, vivait sous le poids de la plus sombre mélancolie, et il a passé les plus belles années de sa jeunesse en proie à cette affreuse idée qui rendait son existence extrêmement malheureuse.

Je pourrais encore citer plusieurs faits analogues, se rapportant à l'un et à l'autre sexe ; ces faits m'ont démontré combien était dangereuse, pour la morale, cette existence en commun que mène l'homme avec le chien dans un si grand nombre de familles. Mais je ne voudrais pas insister sur de pareilles turpitudes. Je rappellerai seulement que le mot *cynisme* est dérivé du grec κύων, qui signifie *chien*.

J'applaudirai donc à toutes les mesures de rigueur qui seront prises contre la race canine, comme celle, par exemple, de ne jamais permettre qu'un chien paraisse sur la voie publique sans être muselé.

Mais le plus important est de déterminer rigoureusement si la plupart des histoires de rage qui viennent ébranler les esprits, jeter l'effroi dans toute une contrée, reposent sur des fondements solides.

Il serait très essentiel de découvrir si le plus grand nombre de ces cas de rage ne seraient pas purement imaginaires, et si, par conséquent, les traitements préventifs, comme la cautérisation, appliqués si souvent à la morsure des chiens suspects, ne sont pas souvent des cruautés inutiles.

En effet, à quoi bon ces cautérisations au fer rouge, plusieurs heures, je dirais presque plusieurs minutes, après une morsure suspecte, cautérisations qui laissent souvent, comme je l'ai vu, des cicatrices très difformes et fort gênantes? L'absorption du virus se fait si rapidement que la cautérisation, à moins qu'elle ne soit pratiquée au *moment même* de l'accident, doit être inutile.

Je doute même que la cautérisation mise en usage immédiatement après l'accident préserve dans la plupart des cas. Les vaisseaux absorbants agissent avec une rapidité surprenante, presque instantanée, de sorte que le moindre retard suffit pour rendre inutiles les moyens destinés à prévenir leur action. J'ai injecté de l'huile phosphorée dans le rectum d'un chien ; l'animal, placé dans une chambre obscure, a lancé presque immédiatement après, par les narines, deux jets d'air phosphorescents. Une injection d'éther est suivie aussitôt de l'émission, par les narines, d'un air chargé de vapeur éthérée.

Un jour je vaccinais une petite fille très mutine et qui se débattait violemment pour échapper à l'opération. Au milieu de ses mouvements désordonnés, elle se piqua, sur le dos de la main, à la pointe de ma lancette imprégnée de vaccin. Le sang coule abondamment, je me hâte de laver la plaie à grande eau, de presser sur ses bords pour en exprimer le virus, de cautériser avec le nitrate d'argent. Vaines précautions ! l'enfant eut sur le dos de la main une superbe pustule de vaccin.

Qui ne sait combien sont le plus souvent inutiles toutes ces lotions auxquelles les hommes se livrent, avec toutes sortes de liquides, immédiatement après un coït suspect, dans le but d'éviter la contagion de la syphilis ? Que d'hommes, parmi ceux que j'ai soignés pour la vérole, m'ont témoigné leur surprise d'avoir vu le mal éclater ainsi malgré toutes les précautions qu'ils avaient prises pour éviter l'inoculation !

Les virus peuvent être comparés à ces poisons très subtils qui pénètrent dans l'économie avec une promptitude incroyable. J'ai vu Magendie *foudroyer* des lapins et des chiens en leur appliquant sur l'œil l'extrémité d'un tube de verre portant une goutte d'acide prussique.

Comment pourrait-on prévenir, par la cautérisation, l'effet d'un virus, plusieurs heures après son inoculation, quand un poison insoluble, l'arsenic, est absorbé avec une rapidité que j'ai constatée dans l'expérience suivante. Un soir, à dix heures, je fais sur la patte d'un lapin, avec une lancette, une piqûre dans laquelle j'introduis un fragment d'acide arsénieux gros comme une lentille; j'applique ensuite une compresse et un bandage roulé pour maintenir en place le grain d'arsenic. Le lendemain, de grand matin, je trouve le lapin mort, froid, roide. Il paraissait avoir succombé depuis plusieurs heures.

Mais, dira-t-on, les cautérisations rassurent beaucoup les blessés, agissent heureusement sur leur imagination et mettent le système nerveux dans de meilleures conditions. Je répondrai d'abord que la plupart des blessés savent fort bien que les sujets dont la mort est attribuée à l'inoculation du virus rabique avaient été, le plus souvent, parfaitement cautérisés et que cette précaution n'a pas empêché le mal d'éclater. Ensuite, s'il ne s'agit que d'opérer un effet moral, on peut y parvenir tout aussi bien en appliquant sur la plaie, de l'alcali, de l'eau salée, un baume quelconque, et en donnant aux blessés l'assurance de leur efficacité.

Pour défendre l'efficacité des cautérisations tardives, on pourrait peut-être dire que le virus rabique, comme le virus vénérien, inoculé sur un point de l'économie, y subit localement un temps d'incubation avant que de pénétrer dans l'ensemble de l'organisme. Ainsi un grand nombre de médecins croient que la cautérisation du chancre vénérien, pratiquée au moment de son apparition, prévient l'invasion de la syphilis constitutionnelle, en détruisant le virus dans le lieu où il a été déposé. Mais, combien ne voit-on pas de chancres cautérisés suivis de la syphilis générale ? Et, d'une autre part, les sujets qui ont négligé de faire cautériser leurs chancres sont loin d'être tous atteints plus tard des accidents constitutionnels de la vérole, ce qui permet de supposer que, chez un certain nombre de ceux qui ont subi l'action du caustique, l'opération a été inutile.

D'ailleurs, il existe entre la vérole et la rage une différence essentielle : le virus rabique ne donne pas lieu, comme le vénérien, à des accidents locaux primitifs bien caractérisés, et qui deviennent le point de départ de l'infection générale. On ne peut pas envisager comme un accident local sérieux la rougeur signalée, dans certains cas, au milieu du tissu cicatriciel qui succède à la morsure.

Je veux en terminant résumer, sous forme de conclusions, les idées formulées dans ce Mémoire.

1° La question de la rage est une des plus graves qui puissent occuper l'attention des corps savants et éveiller la sollicitude de l'autorité.

2° Les moyens employés jusqu'à ce jour pour éclairer cette question sont fort imparfaits et n'ont conduit qu'à des résultats peu satisfaisants.

3° Il est urgent d'appliquer à l'examen des faits attribués à l'hydrophobie rabique des moyens de contrôle beaucoup plus sévères et plus efficaces.

4° La question de la rage devrait faire l'objet d'une grande enquête à laquelle seraient conviés tous les médecins et les représentants de l'autorité administrative; les résultats de cette enquête seraient recueillis par les conseils d'hygiène départementaux et transmis par eux à l'Académie de médecine.

BESANÇON, IMPRIMERIE DE J. JACQUIN.

www.ingramcontent.com/pod-product-compliance
Ingram Content Group UK Ltd.
Pitfield, Milton Keynes, MK11 3LW, UK
UKHW022145170726
13837UKWH00004B/1791

9 782329 249094